GICHT-DIÄT-KOCHBUCH FÜR ANFÄNGER

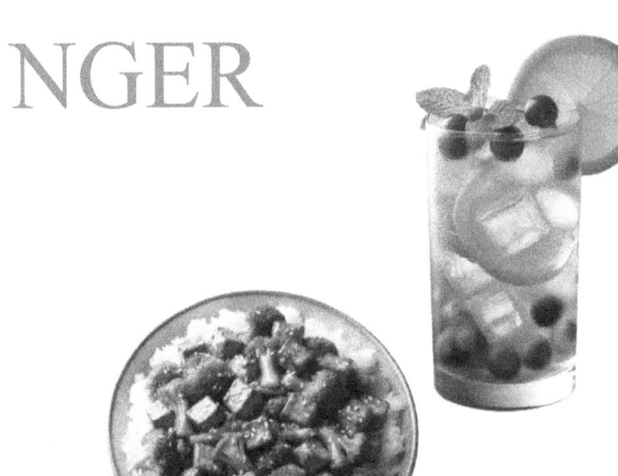

Ein umfassender Leitfaden für gesunde und schmackhafte gichtfreundliche Mahlzeiten

BEA GIRT

Copyright © 2024 von Bea Girt

Haftungsausschluss

Die in diesem Kochbuch bereitgestellten Informationen dienen ausschließlich Bildungs- und Informationszwecken. Es ist nicht als Ersatz für professionelle medizinische Beratung, Diagnose oder Behandlung gedacht.

Lassen Sie sich bei Fragen zu einer Erkrankung stets von Ihrem Arzt oder einem anderen qualifizierten Gesundheitsdienstleister beraten.

Die enthaltenen Rezepte und Ernährungsvorschläge basieren auf allgemeinen Grundsätzen und sind möglicherweise nicht für jeden geeignet.

Die individuellen Ernährungsbedürfnisse und Gesundheitszustände variieren und es ist wichtig, einen Arzt zu konsultieren, bevor Sie wesentliche Änderungen an Ihrer Ernährung vornehmen.

Autor und Herausgeber lehnen jede Verantwortung für etwaige Auswirkungen ab, die direkt oder indirekt aus der Nutzung oder dem Missbrauch der in diesem Kochbuch bereitgestellten Informationen resultieren.

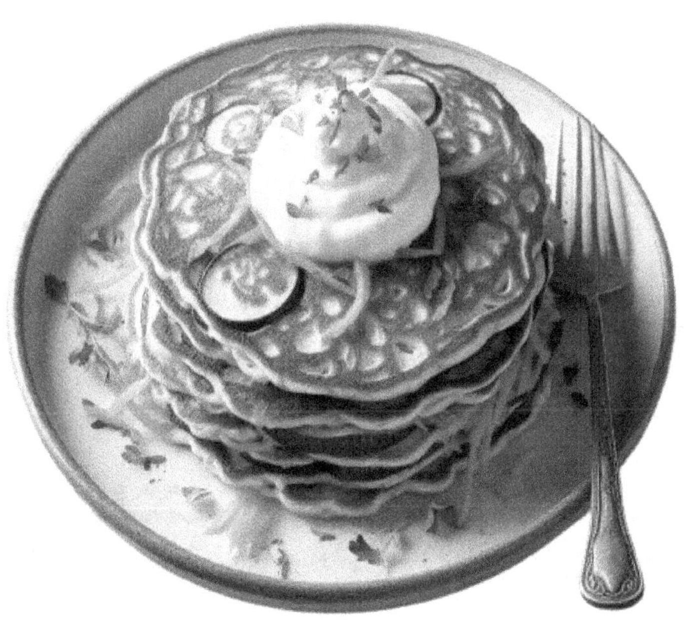

INHALTSVERZEICHNIS

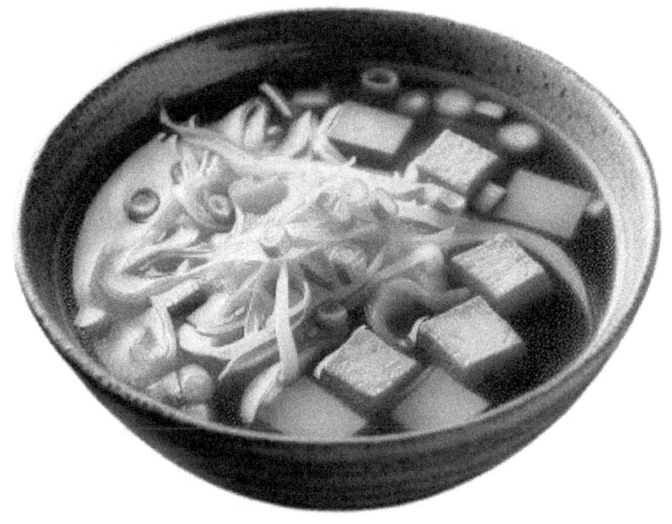

Einführung

Haben Sie mit quälenden Gichtanfällen zu kämpfen, die Sie tagelang bettlägerig machen? Haben Sie genug von den starken Schmerzen und Schwellungen in Ihren Gelenken, die Sie Ihrer Beweglichkeit und Lebensqualität berauben?

Wenn ja, sind Sie nicht allein. Millionen von Menschen auf der ganzen Welt sind mit den schwächenden Auswirkungen von Gicht konfrontiert, einer Form von Arthritis, die durch übermäßige Ansammlung von Harnsäure im Körper verursacht wird.

Aber was wäre, wenn ich Ihnen sagen würde, dass eine einfache Änderung Ihrer Ernährung der Schlüssel zur Bewältigung und sogar Verhinderung dieser quälenden Schübe sein könnte?

Stellen Sie sich ein Leben vor, in dem jede Mahlzeit Sie dem Wohlbefinden näher bringt, in dem Essen nicht nur Nahrung, sondern auch Ihr Verbündeter in Sachen Gesundheit ist.

Stellen Sie sich vor, Sie wachen jeden Tag ohne Angst vor einem Gichtanfall auf, können Ihre

Lieblingsbeschäftigungen ohne Einschränkungen genießen und Ihr allgemeines Wohlbefinden zurückgewinnen.

Das ist nicht nur ein Traum; Es ist eine greifbare Realität, die in Ihrer Reichweite liegt.

Dieses Buch ist Ihr ultimativer Leitfaden für einen gichtfreundlichen Lebensstil. Es führt Sie durch die unbekannten Gewässer der Gicht-Diät und ist vollgepackt mit köstlichen Rezepten und praktischen Strategien, die Ihnen helfen, die Kontrolle über Ihre Gesundheit zu übernehmen.

Im Gegensatz zu anderen Kochbüchern, die allgemeine Ratschläge bieten, ist dieses speziell auf Gichtkranke zugeschnitten und stellt sicher, dass jeder Bissen, den Sie nehmen, ein Schritt in Richtung Linderung und Vorbeugung ist.

Am Ende dieses Buches verstehen Sie die Prinzipien der Gicht-Diät, die Lebensmittel, die Sie zu sich nehmen und meiden sollten, und haben eine umfassende Einkaufsliste zur Hand.

Ich werde Ihnen nicht nur sagen, was Sie essen und was Sie vermeiden sollten; Ich rüste Sie mit dem Wissen und köstlichen Rezepten aus, um Ihre Ernährung in ein wirksames Instrument zur Behandlung Ihrer Gicht zu verwandeln.

Sie werden eine Schatzkammer köstlicher Frühstücks-, Mittag- und Abendessenrezepte sowie Dessert- und Snackrezepte entdecken, die sowohl gichtfreundlich als auch voller Geschmack sind.

Sie sind auf dieser Reise nicht allein. Tausende Menschen haben durch die Kraft einer gut geplanten Gichtdiät Trost und Erfolg gefunden, und jetzt sind Sie an der Reihe.

Begeben wir uns auf diesen transformativen Weg. Gemeinsam können wir die entmutigende Aufgabe der Ernährungsumstellung in ein stärkendes Erlebnis verwandeln.

Machen wir den ersten Schritt zu einem gesünderen und glücklicheren Menschen. ein köstliches Rezept nach dem anderen.

Im nächsten Kapitel werde ich mich mit den Prinzipien der Gicht-Diät befassen und Ihnen das Wissen und die Werkzeuge an die Hand geben, um fundierte Entscheidungen zu treffen, die Sie auf den Weg zu einem schmerzfreien, lebendigen Leben führen.

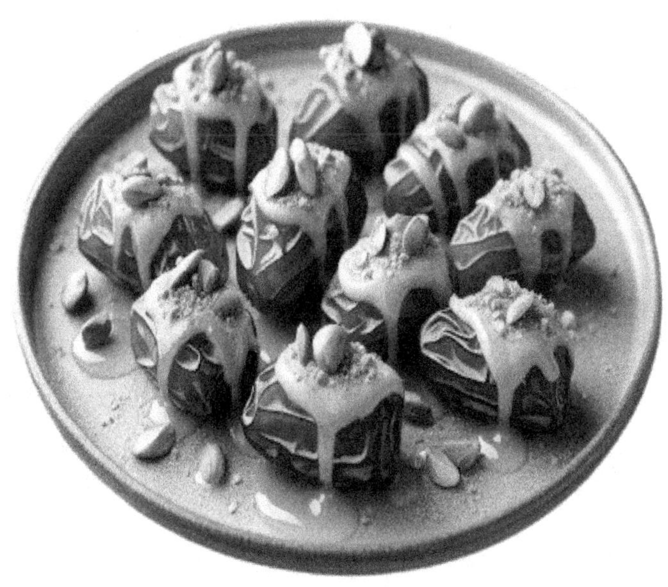

KAPITEL 1

Prinzipien der Gicht-Diät

1. **Begrenzen Sie purinreiche Lebensmittel:** Purine sind Verbindungen, die in bestimmten Lebensmitteln vorkommen und den Harnsäurespiegel im Blut erhöhen können, was zu Gichtanfällen führen kann.

   Um Ihre Gicht in den Griff zu bekommen, müssen Sie Lebensmittel mit hohem Puringehalt wie rotes Fleisch, Innereien, Schalentiere und bestimmte Fische wie Makrelen und Sardinen meiden oder einschränken.

2. **Erhöhen Sie den Anteil purinarmer Lebensmittel:** Konzentrieren Sie sich darauf, mehr Lebensmittel mit niedrigem Puringehalt in Ihre Ernährung aufzunehmen. Dazu gehören Obst, Gemüse, Vollkornprodukte und fettarme Milchprodukte.

   Diese Lebensmittel tragen nicht nur dazu bei, den Harnsäurespiegel unter Kontrolle zu halten, sondern liefern auch wichtige Nährstoffe für die allgemeine Gesundheit.

3. **Trinke genug:** Um Gichtanfällen vorzubeugen, ist es wichtig, viel Wasser zu trinken. Wasser hilft, Harnsäure zu verdünnen und fördert deren Ausscheidung aus Ihrem Körper.

   Versuchen Sie, täglich mindestens 8–10 Gläser Wasser zu trinken, um ausreichend Flüssigkeit zu sich zu nehmen.

4. **Ein gesundes Gewicht beibehalten:** Übermäßiges Körpergewicht kann die Harnsäureproduktion erhöhen und die Fähigkeit Ihres Körpers, diese auszuscheiden, verringern.

   Indem Sie durch eine ausgewogene Ernährung und regelmäßige Bewegung ein gesundes Gewicht halten, können Sie Ihre Gichtsymptome wirksamer behandeln.

5. **Begrenzen Sie den Alkoholkonsum:** Alkohol, insbesondere Bier und Spirituosen, können den Harnsäurespiegel erhöhen. Die Reduzierung oder

Eliminierung von Alkohol aus Ihrer Ernährung kann das Risiko von Gichtanfällen deutlich verringern.

6. **Mäßiger Verzehr von zuckerhaltigen Lebensmitteln und Getränken:** Lebensmittel und Getränke mit hohem Zuckergehalt, insbesondere mit Fruktose gesüßte Getränke, können Gichtanfälle auslösen.

Entscheiden Sie sich für natürliche Süßstoffe und begrenzen Sie den Verzehr von zuckerhaltigen Snacks und Limonaden.

7. **Nehmen Sie Vitamin-C-reiche Lebensmittel zu sich:** Vitamin C trägt nachweislich zur Senkung des Harnsäurespiegels bei.

Integrieren Sie Vitamin-C-reiche Lebensmittel wie Orangen, Erdbeeren, Paprika und Brokkoli in Ihre täglichen Mahlzeiten.

Durch die Einhaltung dieser Grundsätze können Sie Ihre Gicht in den Griff bekommen und Ihre Lebensqualität verbessern. Denken Sie daran, dass kleine, beständige

Veränderungen zu erheblichen gesundheitlichen Vorteilen führen können.

Vorteile der Gicht-Diät

1. **Reduzierte Häufigkeit von Gichtanfällen:** Durch die Einschränkung purinreicher Lebensmittel und eine ausgewogene Ernährung können Sie die Zahl schmerzhafter Gichtanfälle deutlich reduzieren.

   Diese Diät trägt dazu bei, den Harnsäurespiegel zu senken und verhindert so die Bildung von Kristallen in Ihren Gelenken.

2. **Verbesserte Gelenkgesundheit:** Die Gicht-Diät fördert entzündungshemmende Lebensmittel, die dabei helfen können, Gelenkschmerzen und Schwellungen zu lindern.

   Durch den Verzehr von reichlich Obst, Gemüse und Vollkornprodukten unterstützen Sie die allgemeine Gesundheit Ihrer Gelenke und reduzieren Beschwerden.

3. **Verbessertes Gewichtsmanagement:** Das Befolgen der Gichtdiät fördert gesunde

Essgewohnheiten und Portionskontrolle und hilft so bei der Gewichtsabnahme oder -erhaltung.

Die Aufrechterhaltung eines gesunden Gewichts ist für die Behandlung von Gicht von entscheidender Bedeutung, da Übergewicht die Symptome verschlimmern kann.

4. **Bessere Flüssigkeitszufuhr:** Die Betonung einer ausreichenden Wasseraufnahme ist ein Kernprinzip der Gicht-Diät.

   Eine gute Flüssigkeitszufuhr hilft Ihren Nieren, überschüssige Harnsäure effektiver auszuscheiden, wodurch das Risiko von Gichtanfällen verringert wird.

5. **Verbesserte Herzgesundheit:** Viele in der Gicht-Diät empfohlene Lebensmittel wie Obst, Gemüse, Vollkornprodukte und fettarme Milchprodukte sind ebenfalls herzgesund.

   Diese Diät kann dazu beitragen, das Risiko einer Herzerkrankung zu senken, die für Gichtkranke häufig ein Problem darstellt.

6. **Geringeres Risiko für andere chronische Krankheiten:** Indem Sie sich auf eine nährstoffreiche Ernährung konzentrieren, die wenig Schadstoffe wie Zucker und Alkohol enthält, verringern Sie das Risiko, an anderen chronischen Erkrankungen wie Diabetes und Bluthochdruck zu erkranken.

7. **Erhöhte Energieniveaus:** Eine ausgewogene Ernährung mit einer Vielzahl nährstoffreicher Lebensmittel kann Ihr Energieniveau steigern.

   Sie werden sich vitaler fühlen und in der Lage sein, Ihre täglichen Aktivitäten zu genießen, ohne ständig Angst vor einem Gichtanfall haben zu müssen.

8. **Gesamtwohlbefinden:** Die mentalen und emotionalen Vorteile der Kontrolle Ihrer Gicht durch eine Diät können nicht genug betont werden.

   Zu wissen, dass Sie die Möglichkeit haben, Ihre Erkrankung durch eine fundierte Ernährungsauswahl in den Griff zu bekommen, kann Ihr allgemeines Wohlbefinden und Selbstvertrauen deutlich verbessern.

Lebensmittel zum Essen

Früchte: Die meisten Früchte enthalten wenig Purine und sind reich an essentiellen Nährstoffen. Insbesondere Kirschen senken nachweislich den Harnsäurespiegel und verringern das Risiko von Gichtanfällen.

Genießen Sie eine Vielzahl von Früchten wie Äpfel, Beeren, Zitrusfrüchte und Melonen, um von deren Antioxidantien und Vitaminen zu profitieren.

Gemüse: Nicht stärkehaltiges Gemüse ist ein Eckpfeiler der Gicht-Diät. Blattgemüse, Paprika, Tomaten und Kreuzblütler wie Brokkoli und Blumenkohl sind eine ausgezeichnete Wahl.

Dieses Gemüse enthält wenig Purine und ist reich an Ballaststoffen, Vitaminen und Mineralstoffen.

Vollkorn: Vollkornprodukte wie Hafer, brauner Reis, Quinoa und Gerste sind nahrhaft und liefern anhaltende Energie.

Sie enthalten im Vergleich zu raffiniertem Getreide weniger Purine und tragen zur Aufrechterhaltung eines gesunden Gewichts und eines gesunden Verdauungssystems bei.

Fettarme Milchprodukte: Entscheiden Sie sich für fettarme oder fettfreie Milchprodukte wie Joghurt, Milch und Käse. Diese Lebensmittel sind gute Protein- und Kalziumquellen und senken nachweislich den Harnsäurespiegel.

Schlanke Proteine: Auch wenn Sie rotes Fleisch und bestimmte Meeresfrüchte einschränken sollten, können Sie dennoch magere Proteinquellen genießen.

Geflügel ohne Haut, Tofu, Hülsenfrüchte und Eier sind hervorragende Alternativen, die das nötige Protein liefern, ohne den Harnsäurespiegel deutlich zu erhöhen.

Nüsse und Samen: Nüsse und Samen wie Mandeln, Walnüsse, Chiasamen und Leinsamen eignen sich hervorragend zum Knabbern und als Ergänzung zu Mahlzeiten.

Sie enthalten wenig Purine und sind reich an gesunden Fetten, Proteinen und Ballaststoffen.

Gesunde Fette: Integrieren Sie gesunde Fette aus Quellen wie Olivenöl, Avocados und fettem Fisch wie Lachs und Makrele. Diese Fette haben entzündungshemmende Eigenschaften, die helfen können, Gichtsymptome zu lindern.

Feuchtigkeitsspendende Getränke: Viel Wasser trinken ist wichtig. Auch Kräutertees und zuckerarme Getränke wie Sauerkirschsaft sind hilfreich. Vermeiden Sie zuckerhaltige Getränke und übermäßiges Koffein.

Lebensmittel zu vermeiden

Rotes Fleisch und Innereien: Rotes Fleisch wie Rind, Lamm und Schwein ist reich an Purinen, die den Harnsäurespiegel erhöhen können.
Innereien wie Leber, Nieren und Bries sind besonders reich an Purinen und sollten strikt gemieden werden.

Bestimmte Meeresfrüchte: Während einige Fische Teil einer gichtfreundlichen Ernährung sein können, sollten andere besser gemieden werden. Vermeiden Sie Meeresfrüchte mit hohem Puringehalt wie Sardinen, Sardellen, Makrelen und Jakobsmuscheln. Diese können erheblich zu einem erhöhten Harnsäurespiegel beitragen.

Alkohol: Alkohol, insbesondere Bier und Spirituosen, kann die Harnsäureproduktion steigern und deren Ausscheidung verringern. Selbst mäßiger Konsum kann Gichtanfälle auslösen, daher ist es am besten, den Alkoholkonsum einzuschränken oder ganz zu vermeiden.

Zuckerhaltige Getränke und Lebensmittel: Mit Maissirup mit hohem Fruchtzuckergehalt gesüßte Getränke wie Limonade und bestimmte Säfte können den Harnsäurespiegel erhöhen.

Ebenso können zuckerhaltige Snacks und Desserts die Gichtsymptome verschlimmern. Entscheiden Sie sich stattdessen für natürliche Süßstoffe und zuckerarme Alternativen.

Verarbeitete Lebensmittel: Stark verarbeitete Lebensmittel, darunter Fast Food, verpackte Snacks und Fertiggerichte, enthalten oft versteckte Purine und ungesunde Fette.

Diese können Entzündungen verstärken und Gichtsymptome verschlimmern. Konzentrieren Sie sich nach Möglichkeit auf vollwertige, unverarbeitete Lebensmittel.

Bestimmte Gemüsesorten:

Während die meisten Gemüsesorten wohltuend sind, haben einige einen mäßig hohen Puringehalt und sollten in Maßen verzehrt werden.

Dazu gehören Spargel, Spinat, Pilze und Blumenkohl. Es ist nicht notwendig, sie vollständig zu meiden, aber achten Sie auf die Portionsgrößen.

Fettreiche Milchprodukte:

Vollfette Milchprodukte wie Vollmilch, Sahne und fettreicher Käse können zu einem höheren Harnsäurespiegel beitragen. Entscheiden Sie sich für fettarme oder fettfreie Versionen, um dieses Risiko zu mindern.

Soßen und Saucen:

Soßen aus Bratenfett und bestimmten reichhaltigen Soßen können einen hohen Puringehalt aufweisen. Verwenden Sie am besten leichte, hausgemachte Saucen und Bratensoßen aus purinarmen Zutaten.

Umfassende Einkaufsliste für die Gicht-Diät

Früchte

- Äpfel
- Kirschen
- Beeren (Erdbeeren, Blaubeeren, Himbeeren)
- Zitrusfrüchte (Orangen, Zitronen, Grapefruits)
- Melonen (Wassermelone, Melone)
- Bananen
- Birnen
- Pfirsiche

Gemüse

- Blattgemüse (Spinat, Grünkohl, Salat)
- Paprika
- Tomaten
- Gurken
- Möhren
- Zucchini
- Brokkoli
- Blumenkohl
- Rosenkohl

- Spargel (in Maßen)

- Pilze (in Maßen)

- Grüne Bohnen

Vollkorn

- Hafer

- brauner Reis

- Quinoa

- Gerste

- Vollkornbrot

- Vollkornnudeln

Fettarme Milchprodukte

- Fettarme oder fettfreie Milch

- Fettarmer oder fettfreier Joghurt

- Fettarmer oder fettfreier Käse

- Hüttenkäse

Schlanke Proteine

- Geflügel ohne Haut (Huhn, Truthahn)

- Eier

- Tofu

- Hülsenfrüchte (Linsen, Kichererbsen, schwarze Bohnen)

- Fisch (Lachs, Thunfisch, Tilapia – meiden Sie Fische mit hohem Puringehalt wie Makrele und Sardinen)

Nüsse und Samen

- Mandeln
- Walnüsse
- Chiasamen
- Leinsamen
- Sonnenblumenkerne
- Kürbiskerne

Andere Essentials

- Kräuter und Gewürze (Knoblauch, Ingwer, Kurkuma, Petersilie)
- Natriumarme Brühe oder Brühe
- Vollkornmehl
- Natriumarme Sojasauce oder Tamari
- Essig (Apfelessig, Balsamico-Essig)
- Zitronen- und Limettensaft

KAPITEL 2

Frühstücksrezepte für die Gicht-Diät

Avocado-Gurken-Toast

- **Vorbereitungszeit:** 10 Minuten
- **Dient:** 2

Zutaten:

- 2 Scheiben Vollkornbrot
- 1 reife Avocado
- 1 kleine Gurke, in dünne Scheiben geschnitten
- 1 Esslöffel Zitronensaft
- Salz und Pfeffer nach Geschmack
- Optional: eine Prise rote Paprikaflocken

Nährwert-Information: Kalorien: 250, Protein: 6 g, Kohlenhydrate: 28 g, Fett: 14 g, Ballaststoffe: 10 g, Natrium: 150 mg, Purin: Niedrig

Anweisungen:

1. Toasten Sie die Vollkornbrotscheiben, um den gewünschten Knusprigkeitsgrad zu erreichen.
2. Während das Brot röstet, die Avocado halbieren, den Kern entfernen und das Fruchtfleisch in eine Schüssel geben.

3. Den Zitronensaft zur Avocado geben und pürieren, bis eine glatte Masse entsteht.

4. Geben Sie je nach Geschmack eine Prise Salz und eine Prise Pfeffer in die zerdrückte Avocado.

5. Verteilen Sie die zerdrückte Avocado gleichmäßig auf den gerösteten Brotscheiben.

6. Jede Scheibe mit dünn geschnittenen Gurken belegen.

7. Optional: Für zusätzlichen Geschmack eine Prise rote Paprikaflocken darüber streuen.

Serviervorschläge:

- Für eine sättigendere Mahlzeit kombinieren Sie es mit einer Beilage gemischtem Gemüse oder einer Portion frischem Obst.

Zucchini-Karotten-Pfannkuchen

- **Vorbereitungszeit:** 20 Minuten
- **Dient:** 2

Zutaten:

- 1 Tasse geriebene Zucchini
- 1 Tasse geriebene Karotte
- 2 große Eier
- 1/4 Tasse Vollkornmehl

- 1/4 Teelöffel Backpulver

- Salz und Pfeffer nach Geschmack

- 1 Esslöffel Olivenöl

Nährwert-Information: Kalorien: 150, Protein: 7 g, Kohlenhydrate: 15 g, Fett: 7 g, Ballaststoffe: 4 g, Natrium: 200 mg, Purin: Niedrig

Anweisungen:

1. In einer Schüssel geriebene Zucchini, geriebene Karotten, Eier, Vollkornmehl, Backpulver, Salz und Pfeffer vermischen.

2. Gut vermischen, bis ein Teig entsteht.

3. Erhitzen Sie das Olivenöl in einer beschichteten Pfanne bei mittlerer Hitze.

4. Geben Sie einen Löffel Teig auf die Pfanne und drücken Sie ihn leicht flach.

5. Jede Seite 2-3 Minuten lang anbraten oder bis eine goldbraune Farbe erreicht ist.

Serviervorschläge:

Warm mit einer Beilage griechischem Joghurt oder einem frischen Obstsalat servieren.

Beeren-Chia-Pudding

- **Vorbereitungszeit:** 10 Minuten (plus Abkühlen über Nacht)
- **Dient:** 2

Zutaten:

- 1 Tasse ungesüßte Mandelmilch
- 3 Esslöffel Chiasamen
- 1 Esslöffel Honig oder Ahornsirup
- 1/2 Teelöffel Vanilleextrakt
- 1 Tasse gemischte Beeren (Blaubeeren, Erdbeeren, Himbeeren)
- Optional: frische Minzblätter zum Garnieren

Nährwert-Information: Kalorien: 150, Protein: 4 g, Kohlenhydrate: 24 g, Fett: 5 g, Ballaststoffe: 10 g, Natrium: 60 mg, Purin: Niedrig

Anweisungen:

1. In einer mittelgroßen Schüssel Mandelmilch, Chiasamen, Honig oder Ahornsirup und Vanilleextrakt vermischen.
2. Mischen Sie die Chiasamen gründlich, um eine gleichmäßige Verteilung zu gewährleisten.

3. Setzen Sie einen Deckel auf die Schüssel und stellen Sie sie über Nacht oder mindestens 4 Stunden in den Kühlschrank.

4. Vor dem Servieren den Pudding vorsichtig verrühren, um eventuelle Klumpen zu lösen.

5. Teilen Sie den Chia-Pudding auf zwei Schüsseln oder Gläser auf.

6. Belegen Sie jede Portion mit gemischten Beeren.

7. Optional: Mit frischen Minzblättern garnieren.

Serviervorschläge:

- Kombinieren Sie es mit einer kleinen Handvoll Nüssen oder einem Stück Vollkorntoast für zusätzliche Textur und Geschmack.

Kurkuma-Gemüse-Rührei

- **Vorbereitungszeit:** 15 Minuten
- **Dient:** 2

Zutaten:

- 4 große Eier
- 1/2 Tasse gewürfelte Paprika (beliebige Farbe)
- 1/2 Tasse gehackter Spinat
- 1/4 Tasse gewürfelte Tomaten
- 1/4 Teelöffel gemahlener Kurkuma

- Salz und Pfeffer nach Geschmack
- 1 Esslöffel Olivenöl

Nährwert-Information: Kalorien: 200, Protein: 12 g, Kohlenhydrate: 5 g, Fett: 15 g, Ballaststoffe: 2 g, Natrium: 150 mg, Purin: Niedrig

Anweisungen:

1. In einer mittelgroßen Schüssel die Eier mit gemahlenem Kurkuma, Salz und Pfeffer verquirlen.

2. Erhitzen Sie das Olivenöl in einer beschichteten Pfanne bei mittlerer Hitze.

3. Paprika und Tomaten dazugeben und ca. 3-4 Minuten kochen, bis sie weich sind.

4. Den Spinat dazugeben und ca. 1-2 Minuten kochen, bis er zusammengefallen ist.

5. Gießen Sie die verquirlten Eier in die Pfanne und rühren Sie sie vorsichtig um.

6. Kochen, bis die Eier fest, aber noch feucht sind, etwa 3–4 Minuten.

Serviervorschläge:

- Warm mit einer Beilage Vollkorntoast oder frischem Obst servieren.

Griechisches Joghurtparfait mit hausgemachtem Hafergranola

- **Vorbereitungszeit:** 15 Minuten
- **Dient:** 2

Zutaten:

- 2 Tassen griechischer Joghurt
- 1 Tasse Haferflocken
- 1/4 Tasse Honig oder Ahornsirup
- 1/2 Teelöffel Zimt
- 1/2 Tasse gemischte Beeren (Blaubeeren, Erdbeeren, Himbeeren)
- 1/4 Tasse gehackte Nüsse (Mandeln, Walnüsse)

Nährwert-Information: Kalorien: 300, Protein: 15 g, Kohlenhydrate: 45 g, Fett: 10 g, Ballaststoffe: 8 g, Natrium: 70 mg, Purin: Niedrig

Anweisungen:

1. Heizen Sie den Ofen auf 350 °F (175 °C) vor.
2. In einer Schüssel Haferflocken, Honig oder Ahornsirup und Zimt vermischen.

3. Verteilen Sie die Hafermischung auf einem Backblech und backen Sie sie 10–12 Minuten lang oder bis sie goldbraun sind. Lass es abkühlen.

4. In Serviergläsern griechischen Joghurt, hausgemachtes Hafermüsli und gemischte Beeren schichten.

5. Wiederholen Sie die Schichten und streuen Sie abschließend gehackte Nüsse darüber.

Serviervorschläge:

- Sofort als nahrhaftes Frühstück servieren.

Hummus und Gemüsebrötchen

- **Vorbereitungszeit:** 15 Minuten
- **Dient:** 2

Zutaten:

- 1 Tasse hausgemachter Hummus (Kichererbsen, Tahini, Zitronensaft, Knoblauch)
- 1 große Karotte
- 1 Paprika (jede Farbe)
- 1 kleine Gurke
- 2 Vollkorn-Tortillas oder Reispapierhüllen
- Eine Handvoll Spinatblätter
- Salz (nach Geschmack)

- Schwarzer Pfeffer (nach Geschmack)

Nährwert-Information: Kalorien: 220, Protein: 8 g, Kohlenhydrate: 35 g, Fett: 7 g, Ballaststoffe: 6 g, Zucker: 5 g, Natrium: 200 mg, Purin: Niedrig

Anweisungen:

1. Bereiten Sie das Gemüse vor, indem Sie Karotte, Paprika und Gurke waschen und in dünne Streifen schneiden.
2. Legen Sie die Tortillas oder Reispapierhüllen auf eine saubere Oberfläche.
3. Verteilen Sie eine Schicht Hummus auf jeder Tortilla oder jedem Wrapper.
4. Legen Sie eine gleichmäßige Verteilung aus Karotte, Paprika, Gurkenstreifen und Spinatblättern auf den Hummus.
5. Fügen Sie eine Prise Salz und frisch gemahlenen schwarzen Pfeffer hinzu, um den Geschmack zu verstärken.
6. Rollen Sie die Tortillas oder Wraps vorsichtig fest um die Füllung.
7. Nach Belieben die Brötchen in mundgerechte Stücke schneiden.

Serviervorschläge:

- Servieren Sie die Brötchen mit etwas Hummus zum Dippen oder einem leichten Salat.

Mit Kräutern geröstete Süßkartoffelboote

- **Vorbereitungszeit:** 30 Minuten
- **Dient:** 2

Zutaten:

- 2 mittelgroße Süßkartoffeln
- 1 Esslöffel Olivenöl
- 1/2 Teelöffel getrockneter Thymian
- 1/2 Teelöffel getrockneter Rosmarin
- Salz und Pfeffer nach Geschmack

Nährwert-Information: Kalorien: 180, Protein: 2 g, Kohlenhydrate: 35 g, Fett: 5 g, Ballaststoffe: 6 g, Natrium: 150 mg, Purin: Niedrig

Anweisungen:

1. Heizen Sie den Ofen auf 400 °F (200 °C) vor.
2. Die Süßkartoffeln der Länge nach halbieren und auf ein Backblech legen.

3. Mit Olivenöl beträufeln und mit getrocknetem Thymian, Rosmarin, Salz und Pfeffer bestreuen.

4. In den Ofen geben und 25–30 Minuten rösten, bis es weich ist.

Serviervorschläge:

- Mit einem Klecks griechischem Joghurt oder einer Prise frischer Kräuter genießen.

Mittagsrezepte für die Gicht-Diät

Herzhafte Gemüsesuppe mit Roggenbrot

- **Vorbereitungszeit:** 40 Minuten
- **Dient:** 4

Zutaten:

- 1 Esslöffel Olivenöl
- 1 mittelgroße Zwiebel, gewürfelt
- 2 Knoblauchzehen, gehackt
- 2 Karotten, geschält und in Scheiben geschnitten
- 2 Selleriestangen, in Scheiben geschnitten
- 1 Zucchini, gewürfelt
- 1 Tasse grüne Bohnen, in 2,5 cm große Stücke geschnitten

- 1 Dose (14,5 oz) gewürfelte Tomaten, ohne Salzzusatz
- 6 Tassen natriumarme Gemüsebrühe
- 1 Teelöffel getrockneter Thymian
- 1 Teelöffel getrocknetes Basilikum
- Salz und Pfeffer nach Geschmack
- 4 Scheiben Roggenbrot

Nährwert-Information: Kalorien: 200, Protein: 5 g, Kohlenhydrate: 35 g, Fett: 5 g, Ballaststoffe: 6 g, Natrium: 200 mg, Purin: Niedrig

Anweisungen:

1. Erhitzen Sie das Olivenöl in einem großen Topf bei mittlerer Hitze.

2. Die gewürfelte Zwiebel und den gehackten Knoblauch dazugeben und etwa 3–4 Minuten anbraten, bis sie weich sind.

3. Die geschnittenen Karotten und den Sellerie dazugeben und weitere 5 Minuten kochen lassen.

4. Die gewürfelten Zucchini und grünen Bohnen hinzufügen und weitere 3 Minuten kochen lassen.

5. Mit den Tomatenwürfeln und der natriumarmen Gemüsebrühe aufgießen.

6. Den getrockneten Thymian und das getrocknete Basilikum hinzufügen und mit Salz und Pfeffer abschmecken.

7. Bringen Sie die Suppe zum Kochen, reduzieren Sie dann die Hitze und lassen Sie sie 20–25 Minuten köcheln, bis das Gemüse die gewünschte Zartheit erreicht hat.

8. Während die Suppe köchelt, die Roggenbrotscheiben rösten.

Serviervorschläge:

- Servieren Sie die Suppe heiß mit einer Scheibe geröstetem Roggenbrot als Beilage.

Gebratener Tempeh und Brokkoli

- **Vorbereitungszeit:** 25 Minuten
- **Dient:** 2

Zutaten:

- 1 Block (8 Unzen) Tempeh, in kleine Würfel gewürfelt.
- 2 Tassen Brokkoliröschen
- 1 rote Paprika, in Scheiben geschnitten
- 1 Esslöffel Olivenöl

- 2 Esslöffel natriumarme Sojasauce

- 1 Esslöffel Reisessig

- 1 Esslöffel frischer Ingwer, gerieben

- 2 Knoblauchzehen, gehackt

- 1 Teelöffel Sesamöl

- 1 Teelöffel Sesam (optional)

Nährwert-Information: Kalorien: 350, Protein: 22 g, Kohlenhydrate: 25 g, Fett: 18 g, Ballaststoffe: 8 g, Natrium: 250 mg, Purin: Niedrig

Anweisungen:

1. Erhitzen Sie das Olivenöl in einer großen Bratpfanne oder Schmorpfanne bei mittlerer bis hoher Hitze.

2. Den gewürfelten Tempeh dazugeben und ca. 5 Minuten goldbraun braten.

3. Den gehackten Knoblauch und den geriebenen Ingwer hinzufügen und eine weitere Minute anbraten.

4. Die Brokkoliröschen und die in Scheiben geschnittene rote Paprika dazugeben und 5–7

Minuten unter Rühren braten, bis das Gemüse zart-knusprig ist.

5. Mischen Sie in einer kleinen Schüssel die natriumarme Sojasauce und den Reisessig.

6. Gießen Sie die Sauce über das Tempeh und das Gemüse und rühren Sie um, bis es gleichmäßig bedeckt ist.

7. Mit Sesamöl beträufeln und bei Bedarf mit Sesamkörnern bestreuen.

8. Kochen Sie weitere 2–3 Minuten weiter, bis alle Zutaten gut vermischt und erhitzt sind.

Serviervorschläge:

Für eine komplette Mahlzeit servieren Sie das gebratene Tempeh und den Brokkoli über einem Bett aus braunem Reis oder Quinoa.

Kichererbsensalat mit glutenfreiem Pita

- **Vorbereitungszeit:** 20 Minuten
- **Dient:** 2

Zutaten:

- 1 Dose (15 Unzen) Kichererbsen, gründlich abgespült und abgetropft.
- 1 Tasse Kirschtomaten, halbiert

- 1 Gurke, gewürfelt

- 1/4 rote Zwiebel, fein gehackt

- 1/4 Tasse gehackte frische Petersilie

- 2 Esslöffel Olivenöl

- 1 Esslöffel Zitronensaft

- Salz und Pfeffer nach Geschmack

- 2 glutenfreie Fladenbrote

Nährwert-Information: Kalorien: 350, Protein: 10 g, Kohlenhydrate: 50 g, Fett: 12 g, Ballaststoffe: 10 g, Natrium: 250 mg, Purin: Niedrig

Anweisungen:

1. In einer großen Schüssel Kichererbsen, Kirschtomaten, Gurken, rote Zwiebeln und Petersilie vermischen.

2. In einer kleinen Schüssel Olivenöl, Zitronensaft, Salz und Pfeffer verrühren.

3. Das Dressing über die Kichererbsenmischung träufeln und alles vermischen.

4. Lassen Sie den Salat 10 Minuten ruhen, damit sich die Aromen vermischen können.

5. In der Zwischenzeit die glutenfreien Fladenbrote nach Packungsanleitung erwärmen.

Serviervorschläge:

- Servieren Sie den Kichererbsensalat zusammen mit dem erwärmten glutenfreien Fladenbrot.

Mit braunem Reis gefüllte Paprika

- **Vorbereitungszeit:** 45 Minuten
- **Dient:** 4

Zutaten:

- 4 große Paprikaschoten, ohne Deckel und entkernt.
- 1 Tasse gekochter brauner Reis
- 1 Dose (15 oz) schwarze Bohnen, abgespült und abgetropft
- 1 Tasse Maiskörner (frisch oder gefroren)
- 1 kleine Zwiebel, fein gehackt
- 1 Tasse gewürfelte Tomaten
- 1 Teelöffel Kreuzkümmel
- 1 Teelöffel Chilipulver
- Salz und Pfeffer nach Geschmack
- 1 Esslöffel Olivenöl

Nährwert-Information: Kalorien: 250, Protein: 8 g, Kohlenhydrate: 50 g, Fett: 5 g, Ballaststoffe: 12 g, Natrium: 200 mg, Purin: Niedrig

Anweisungen:

1. Heizen Sie den Backofen auf 375 °F (190 °C) vor.

2. Geben Sie das Olivenöl in eine große Pfanne und erhitzen Sie es bei mittlerer Hitze.

3. Fügen Sie die gewürfelte Zwiebel hinzu und kochen Sie sie, bis sie glasig wird. Dies dauert normalerweise etwa 5 Minuten.

4. Tomatenwürfel, Mais, schwarze Bohnen, Kreuzkümmel, Chilipulver, Salz und Pfeffer unterrühren.

5. Weitere 5 Minuten kochen lassen, dann vom Herd nehmen und den gekochten braunen Reis unterrühren.

6. Füllen Sie jede Paprika mit der Reismischung und stellen Sie sie aufrecht in eine Auflaufform.

7. Geben Sie etwas Wasser auf den Boden der Schüssel, damit die Paprika nicht austrocknen.

8. Mit Folie abdecken und 30–35 Minuten backen, oder bis die Paprika weich sind.

Serviervorschläge:

- Servieren Sie die gefüllten Paprikaschoten heiß mit gemischtem Gemüse oder einem einfachen Gurkensalat.

Auberginen-Quinoa-Auflauf

- **Vorbereitungszeit:** 45 Minuten
- **Dient:** 4

Zutaten:

- 1 große Aubergine, gewürfelt
- 1 Tasse Quinoa, abgespült
- 2 Tassen natriumarme Gemüsebrühe
- 1 Dose (15 Unzen) gewürfelte Tomaten ohne Salzzusatz
- 1 Tasse Spinat, gehackt
- 1 kleine Zwiebel, gehackt
- 2 Knoblauchzehen, gehackt
- 1 Esslöffel Olivenöl
- 1 Teelöffel getrockneter Oregano
- 1 Teelöffel getrocknetes Basilikum
- Salz und Pfeffer nach Geschmack

Nährwert-Information: Kalorien: 250, Protein: 8 g, Kohlenhydrate: 40 g, Fett: 8 g, Ballaststoffe: 10 g, Natrium: 200 mg, Purin: Niedrig

Anweisungen:

1. Heizen Sie den Backofen auf 375 °F (190 °C) vor.

2. Geben Sie das Olivenöl in eine große Pfanne und erhitzen Sie es bei mittlerer Hitze.

3. Die gewürfelten Zwiebeln und den gehackten Knoblauch dazugeben und kochen, bis sie weich sind, was normalerweise etwa 3–4 Minuten dauert.

4. Die gewürfelten Auberginen dazugeben und weitere 5 Minuten kochen lassen, dabei gelegentlich umrühren.

5. Quinoa, natriumarme Gemüsebrühe, Tomatenwürfel, gehackten Spinat, getrockneten Oregano, getrocknetes Basilikum, Salz und Pfeffer hinzufügen.

6. Bringen Sie die Mischung zum Kochen und stellen Sie dann die Hitze so ein, dass sie 10 Minuten lang leicht köchelt.

7. Die Mischung in eine Auflaufform geben und mit Folie abdecken.

8. Im vorgeheizten Ofen 25–30 Minuten backen oder bis die Quinoa gar und die Aubergine zart ist.

Serviervorschläge:

- Den Auflauf heiß servieren, nach Wunsch mit frischen Kräutern garniert. Dazu passt gedünstetes Gemüse oder ein einfacher grüner Salat.

Melonen-Medley mit Hüttenkäse

- **Vorbereitungszeit:** 10 Minuten
- **Dient:** 2

Zutaten:

- 1 Tasse gewürfelte Melone
- 1 Tasse gewürfelte Honigmelone
- 1 Tasse gewürfelte Wassermelone
- 1 Tasse fettarmer Hüttenkäse
- Frische Minzblätter zum Garnieren (optional)

Nährwert-Information: Kalorien: 150, Protein: 12 g, Kohlenhydrate: 25 g, Fett: 2 g, Ballaststoffe: 2 g, Natrium: 200 mg, Purin: Niedrig

Anweisungen:

1. In einer großen Schüssel die gewürfelte Melone, die Honigmelone und die Wassermelone vermengen.

2. Teilen Sie das Melonengemisch auf zwei Schüsseln auf.

3. Belegen Sie jede Schüssel mit einer halben Tasse fettarmem Hüttenkäse.

4. Nach Belieben mit frischen Minzblättern garnieren.

Serviervorschläge:

- Servieren Sie das Melonen-Medley mit Hüttenkäse als erfrischendes und leichtes Mittagessen.

- Genießen Sie es mit Vollkorncrackern oder einem kleinen grünen Salat.

Mediterrane Linsenburger auf Römersalat

- **Vorbereitungszeit:** 30 Minuten
- **Dient:** 4

Zutaten:

- 1 Tasse gekochte Linsen

- 1/2 Tasse Haferflocken

- 1 kleine Zwiebel, fein gehackt

- 1/2 Tasse geriebene Karotte

- 1/4 Tasse gehackte frische Petersilie

- 2 Knoblauchzehen, gehackt

- 1 Esslöffel gemahlener Leinsamen, gemischt mit 2,5 Esslöffel Wasser (Leinsamen-Ei)
- 1 Teelöffel gemahlener Kreuzkümmel
- 1 Teelöffel getrockneter Oregano
- Salz und Pfeffer nach Geschmack
- 1 Esslöffel Olivenöl
- 8 große Römersalatblätter

Nährwert-Information: Kalorien: 200, Protein: 10 g, Kohlenhydrate: 30 g, Fett: 7 g, Ballaststoffe: 10 g, Natrium: 150 mg, Purin: Niedrig

Anweisungen:

1. In einer großen Schüssel gekochte Linsen, Haferflocken, gehackte Zwiebeln, geriebene Karotten, gehackte Petersilie, gehackten Knoblauch, Leinsamenei, gemahlenen Kreuzkümmel, getrockneten Oregano, Salz und Pfeffer vermischen.

2. Mischen Sie die Zutaten gründlich, bis alles gut vermischt ist.

3. Aus der Mischung 4 Patties formen.

4. Geben Sie das Olivenöl in eine große Pfanne und erhitzen Sie es bei mittlerer Hitze.

5. Braten Sie die Pastetchen auf jeder Seite 4–5 Minuten lang oder bis sie goldbraun und durchgewärmt sind.

6. Legen Sie jeden Linsenburger auf ein Römersalatblatt.

Serviervorschläge:

- Dazu passen Süßkartoffel-Pommes oder ein leichter Gurkensalat.

Abendessen-Rezepte für die Gicht-Diät

Gegrillte Hähnchenspieße mit Knoblauch und Spargel

- **Vorbereitungszeit:** 30 Minuten
- **Dient:** 4

Zutaten:

- 1 Pfund Hähnchenbrust, in Würfel schneiden
- 1 Bund Spargel, geputzt
- 3 Knoblauchzehen, gehackt
- 2 Esslöffel Olivenöl
- 1 Esslöffel Zitronensaft
- Salz und Pfeffer nach Geschmack
- Holzspieße, in Wasser eingeweicht

Nährwert-Information: Kalorien: 250, Protein: 30 g, Kohlenhydrate: 5 g, Fett: 12 g, Ballaststoffe: 2 g, Natrium: 100 mg, Purin: Niedrig

Anweisungen:

1. In einer Schüssel gehackten Knoblauch, Olivenöl, Zitronensaft, Salz und Pfeffer vermischen, um die Marinade herzustellen.

2. Hähnchenwürfel und Spargel abwechselnd auf die eingeweichten Holzspieße stecken.

3. Die Hähnchen- und Spargelspieße großzügig mit der Marinade bestreichen.

4. Bereiten Sie den Grill oder die Grillpfanne vor, indem Sie diese auf mittlere Temperatur vorheizen.

5. Die Spieße unter gelegentlichem Wenden etwa 10–12 Minuten grillen, bis das Hähnchen gar und der Spargel zart ist.

6. Servieren Sie die mit Knoblauch gegrillten Hähnchenspieße mit Spargel heiß vom Grill.

Serviervorschläge:

- Servieren Sie die Spieße mit einer Beilage Quinoa oder braunem Reis und einem frischen Gartensalat für eine komplette Mahlzeit.

- Für zusätzlichen Geschmack mit einem Spritzer Zitronensaft genießen.

Mit Ingwer angereicherte Tofu-Brühe

- **Vorbereitungszeit:** 30 Minuten
- **Dient:** 4

Zutaten:

- 4 Tassen Gemüsebrühe
- 1 Block (14 oz) fester Tofu, gewürfelt
- 1 daumengroßes Stück Ingwer, in Scheiben geschnitten
- 2 Knoblauchzehen, gehackt
- 2 Esslöffel Sojasauce (bei Bedarf natriumarm)
- 1 Esslöffel Reisessig
- 1 Teelöffel Sesamöl
- Frühlingszwiebeln, gehackt (zum Garnieren)
- Frischer Koriander, gehackt (zum Garnieren)

Nährwert-Information: Kalorien: 150, Protein: 10 g, Kohlenhydrate: 8 g, Fett: 8 g, Ballaststoffe: 2 g, Natrium: 500 mg, Purin: Niedrig

Anweisungen:

1. Erhitzen Sie die Gemüsebrühe in einem großzügigen Topf, bis sie den Siedepunkt erreicht.

2. Den geschnittenen Ingwer, gehackten Knoblauch, Sojasauce, Reisessig und Sesamöl in die kochende Brühe geben.

3. Reduzieren Sie die Hitze auf eine niedrige Stufe und lassen Sie es 10 Minuten lang köcheln, um die Aromen zu entfalten.

4. Den gewürfelten Tofu in die Brühe geben und weitere 5-7 Minuten köcheln lassen, bis der Tofu durchgewärmt ist.

5. Vor dem Servieren die Ingwerscheiben aus der Brühe nehmen.

6. Die mit Ingwer angereicherte Tofu-Brühe in Servierschüsseln füllen.

7. Mit gehackten Frühlingszwiebeln und frischem Koriander garnieren.

Serviervorschläge:

- Genießen Sie die mit Ingwer angereicherte Tofu-Brühe pur als leichte und aromatische Suppe oder kombinieren Sie sie mit einer Beilage gedünstetem Reis oder Nudeln für eine sättigendere Mahlzeit.

Gebackener Kräuter-Tilapia mit gedämpftem Brokkoli

- **Vorbereitungszeit:** 30 Minuten
- **Dient:** 4

Zutaten:

- 4 Tilapiafilets
- 2 Esslöffel Olivenöl
- 1 Esslöffel Zitronensaft
- 1 Teelöffel getrockneter Thymian
- 1 Teelöffel getrockneter Rosmarin
- 2 Knoblauchzehen, gehackt
- Salz und Pfeffer nach Geschmack
- 1 großer Brokkolikopf, aufgeteilt in kleinere Röschen

Nährwert-Information: Kalorien: 200, Protein: 26 g, Kohlenhydrate: 6 g, Fett: 9 g, Ballaststoffe: 3 g, Natrium: 150 mg, Purin: Niedrig

Anweisungen:

1. Heizen Sie den Backofen auf 375 °F (190 °C) vor.

2. In einer kleinen Schüssel Olivenöl, Zitronensaft, getrockneten Thymian, getrockneten Rosmarin, gehackten Knoblauch, Salz und Pfeffer vermischen.

3. Die Tilapiafilets auf ein mit Backpapier ausgelegtes Backblech legen.

4. Die Kräutermischung gleichmäßig über die Tilapiafilets streichen.

5. Im vorgeheizten Ofen 15–20 Minuten backen oder bis der Fisch mit einer Gabel leicht zerfällt.

6. Während der Tilapia backt, dämpfen Sie die Brokkoliröschen in einem Dampfgareinsatz über kochendem Wasser etwa 5–7 Minuten lang, bis sie weich, aber noch knusprig sind.

7. Servieren Sie den gebackenen Kräutertilapia mit gedünstetem Brokkoli als Beilage.

Serviervorschläge:

- Servieren Sie den gebackenen Kräutertilapia mit gedünstetem Brokkoli als leichtes und gesundes Abendessen.

- Kombinieren Sie es mit einer kleinen Portion braunem Reis oder Quinoa für eine sättigendere Mahlzeit.

In Zitrone gerösteter Rosenkohl

- **Vorbereitungszeit:** 30 Minuten
- **Dient:** 4

Zutaten:

- 1 Pfund Rosenkohl, geputzt und halbiert
- 2 Esslöffel Olivenöl
- 1 Esslöffel Zitronensaft
- 1 Teelöffel Zitronenschale
- 2 Knoblauchzehen, gehackt
- Salz und Pfeffer nach Geschmack

Nährwert-Information: Kalorien: 120, Protein: 3 g, Kohlenhydrate: 12 g, Fett: 7 g, Ballaststoffe: 4 g, Natrium: 60 mg, Purin: Niedrig

Anweisungen:

1. Heizen Sie den Ofen auf 400 °F (200 °C) vor.
2. In einer großen Schüssel den Rosenkohl mit Olivenöl, Zitronensaft, Zitronenschale, gehacktem Knoblauch, Salz und Pfeffer vermengen, bis er gut bedeckt ist.
3. Stellen Sie sicher, dass der Rosenkohl in einer Schicht auf dem Backblech verteilt ist.

4. Im vorgeheizten Ofen 20–25 Minuten rösten oder bis der Rosenkohl zart und leicht gebräunt ist, dabei nach der Hälfte der Zeit umrühren.

5. Aus dem Ofen nehmen und sofort servieren.

Serviervorschläge:

- Kombinieren Sie sie mit Proteinquellen wie gegrilltem Hähnchen, Fisch oder Tofu für eine ausgewogene Mahlzeit.

Mangold-Linsen-Pfanne

- **Vorbereitungszeit:** 30 Minuten
- **Dient:** 4

Zutaten:

- 1 Tasse gekochte Linsen
- 1 Bund Mangold, die Stiele entfernen und dann die Blätter hacken
- 1 kleine Zwiebel, fein gehackt
- 2 Knoblauchzehen, gehackt
- 1 Esslöffel Olivenöl
- 1 Esslöffel Sojasauce (natriumarm)
- 1 Teelöffel geriebener Ingwer
- 1/2 Teelöffel gemahlener Kreuzkümmel
- Salz und Pfeffer nach Geschmack

Nährwert-Information: Kalorien: 180, Protein: 10 g, Kohlenhydrate: 24 g, Fett: 4 g, Ballaststoffe: 8 g, Natrium: 220 mg, Purin: Niedrig

Anweisungen:

1. Erhitzen Sie das Olivenöl in einer großzügigen Pfanne oder einem Wok bei mittlerer Hitze.

2. Die gehackte Zwiebel und den gehackten Knoblauch dazugeben und anbraten, bis die Zwiebel durchsichtig wird.

3. Geriebenen Ingwer und gemahlenen Kreuzkümmel hinzufügen und weitere 1-2 Minuten kochen lassen.

4. Die gekochten Linsen und die Sojasauce unterrühren und gut vermischen.

5. Fügen Sie die gehackten Mangoldblätter hinzu und kochen Sie sie etwa 5 Minuten lang, bis sie welk sind.

6. Mit Salz und Pfeffer abschmecken.

7. Heiß servieren.

Serviervorschläge:

- Kombinieren Sie es mit einer Beilage geröstetem Gemüse oder einem einfachen grünen Salat für eine abgerundete, nahrhafte Mahlzeit.

Spaghettikürbis mit gerösteter roter Pfeffersauce

- **Vorbereitungszeit:** 45 Minuten
- **Dient:** 4

Zutaten:

- 1 mittelgroßer Spaghettikürbis
- 2 große rote Paprika
- 2 Knoblauchzehen, gehackt
- 1/2 Tasse Gemüsebrühe
- 1 Esslöffel Olivenöl
- 1 Teelöffel getrocknetes Basilikum
- 1/2 Teelöffel getrockneter Oregano
- Salz und Pfeffer nach Geschmack
- Frische Petersilie, gehackt (zum Garnieren)

Nährwert-Information: Kalorien: 130, Protein: 2 g, Kohlenhydrate: 20 g, Fett: 6 g, Ballaststoffe: 4 g, Natrium: 150 mg, Purin: Niedrig

Anweisungen:

1. Heizen Sie den Ofen auf 400 °F (200 °C) vor.
2. Teilen Sie den Spaghettikürbis der Länge nach in zwei Hälften und löffeln Sie dann die Kerne heraus.

3. Legen Sie die Kürbishälften mit der Schnittfläche nach unten auf ein Backblech und backen Sie sie 30–35 Minuten lang oder bis das Fruchtfleisch zart ist und sich leicht mit einer Gabel zerkleinern lässt.

4. Während der Kürbis backt, rösten Sie die roten Paprikaschoten über offener Flamme oder unter dem Grill, bis die Schale verkohlt ist und Blasen wirft. Die Paprika in eine Schüssel geben, mit Frischhaltefolie abdecken und 10 Minuten dämpfen lassen. Die verkohlte Haut abziehen, die Kerne entfernen und die Paprika hacken.

5. In einem Mixer die gerösteten roten Paprika, den gehackten Knoblauch, die Gemüsebrühe, das Olivenöl, das getrocknete Basilikum, den getrockneten Oregano, Salz und Pfeffer vermischen. Alles glatt rühren.

6. In einem Topf die rote Paprikasauce bei mittlerer Hitze erhitzen, bis sie durchgewärmt ist.

7. Sobald der Spaghettikürbis fertig ist, kratzen Sie das Fruchtfleisch mit einer Gabel in lange, nudelartige Streifen.

8. Den Spaghettikürbis mit der gerösteten Paprikasauce vermengen, bis er gut bedeckt ist.

9. Heiß servieren, garniert mit gehackter frischer Petersilie.

Serviervorschläge:

- Servieren Sie den Spaghettikürbis mit gerösteter Paprikasauce als Hauptgericht, begleitet von einem Beilagensalat oder gedünstetem Gemüse.

Gichtfreundlicher griechischer Salat

- **Vorbereitungszeit:** 20 Minuten
- **Dient:** 4

Zutaten:

- 2 Tassen Kirschtomaten, halbiert
- 1 große Gurke, gewürfelt
- 1 rote Paprika, gewürfelt
- 1/2 rote Zwiebel, in dünne Scheiben geschnitten
- 1/2 Tasse Kalamata-Oliven, entkernt und halbiert
- 1/4 Tasse zerbröckelter Feta-Käse
- 2 Esslöffel Olivenöl
- 1 Esslöffel Rotweinessig
- 1 Teelöffel getrockneter Oregano
- Salz und Pfeffer nach Geschmack

Nährwert-Information: Kalorien: 150, Protein: 3 g, Kohlenhydrate: 10 g, Fett: 11 g, Ballaststoffe: 2 g, Natrium: 250 mg, Purin: Niedrig

Anweisungen:

1. Kirschtomaten, Gurke, rote Paprika, rote Zwiebel und Kalamata-Oliven in einer geräumigen Schüssel vermischen.

2. Olivenöl, Rotweinessig, getrockneten Oregano, Salz und Pfeffer in einer kleinen Schüssel vermischen und verrühren.

3. Das Dressing über das Gemüse träufeln und vorsichtig vermischen.

4. Den zerbröckelten Feta-Käse darüber streuen.

5. Für den optimalen Geschmack sofort servieren oder maximal 2 Stunden im Kühlschrank ruhen lassen.

Serviervorschläge:

- Servieren Sie den gichtfreundlichen griechischen Salat als erfrischendes und nahrhaftes Abendessen.

Desserts und Snacks für die Gicht-Diät

Walnuss-Bananen-Häppchen

- **Vorbereitungszeit:** 10 Minuten
- **Dient:** 4

Zutaten:

- 2 Bananen, geschält und in Scheiben geschnitten
- 1/2 Tasse Walnüsse, gehackt
- 2 Esslöffel Honig (optional)
- Gemahlener Zimt (optional)

Nährwert-Information: Kalorien: 150, Protein: 3 g, Kohlenhydrate: 20 g, Fett: 8 g, Ballaststoffe: 3 g, Natrium: 1 mg, Purin: Niedrig

Anweisungen:

1. Legen Sie die geschnittenen Bananen auf einen Teller oder ein Tablett.
2. Gehackte Walnüsse über die Bananenscheiben streuen.
3. Nach Belieben Honig über die Bananen und Walnüsse träufeln.
4. Optional können Sie für zusätzlichen Geschmack gemahlenen Zimt darüber streuen.

5. Sofort als gesunder Snack oder Nachtisch servieren.

Serviervorschläge:

- Genießen Sie die Walnuss-Bananen-Bites als schnellen und nahrhaften Snack zwischendurch oder als süße Leckerei nach dem Abendessen.

Gegrillte Ananasspieße

- **Vorbereitungszeit:** 20 Minuten
- **Dient:** 4

Zutaten:

- 1 frische Ananas, geschält, entkernt und in Stücke geschnitten
- Holz- oder Metallspieße

Nährwert-Information: Kalorien: 100, Protein: 1 g, Kohlenhydrate: 26 g, Fett: 0 g, Ballaststoffe: 3 g, Natrium: 2 mg, Purin: Niedrig

Anweisungen:

1. Heizen Sie Ihren Grill auf mittlere bis hohe Hitze vor.

2. Die Ananasstücke auf die Spieße stecken.

3. Legen Sie die Spieße auf den Grill und grillen Sie sie etwa 2–3 Minuten pro Seite, oder bis Grillspuren erscheinen und die Ananas leicht karamellisiert ist.

4. Nehmen Sie die Spieße vom Grill und lassen Sie sie vor dem Servieren etwas abkühlen.

Serviervorschläge:

- Sie können sie pur genießen oder für zusätzlichen Geschmack mit einer Kugel Vanilleeis oder einer Prise Zimt kombinieren.

Mit Mandelbutter gefüllte Datteln

- **Vorbereitungszeit:** 10 Minuten
- **Dient:** 4

Zutaten:

- 12 Medjool-Datteln, entkernt
- 1/4 Tasse Mandelbutter
- Optionale Toppings: gehackte Mandeln, Kokosraspeln

Nährwert-Information: Kalorien: 120, Protein: 2 g, Kohlenhydrate: 25 g, Fett: 3 g, Ballaststoffe: 3 g, Natrium: 1 mg, Purin: Niedrig

Anweisungen:

1. Machen Sie mit einem Messer einen kleinen Schlitz entlang der Länge jeder Dattel und entfernen Sie den Kern.

2. Füllen Sie jede Dattel mit Mandelbutter und verwenden Sie etwa 1 Teelöffel pro Dattel.

3. Optional: Für mehr Konsistenz und Geschmack die gefüllten Datteln in gehackten Mandeln oder Kokosraspeln wälzen.

4. Genießen Sie es sofort oder kühlen Sie es im Kühlschrank, um eine festere Konsistenz zu erhalten.

Serviervorschläge:

- Genießen Sie es als Mittagssnack oder als Nachtisch ohne schlechtes Gewissen.

Mit Zimt gebackene Äpfel und Birnen

- **Vorbereitungszeit:** 30 Minuten
- **Dient:** 4

Zutaten:

- 2 Äpfel, entkernt und in Scheiben geschnitten
- 2 Birnen, entkernt und in Scheiben geschnitten
- 2 Esslöffel Honig oder Ahornsirup
- 1 Teelöffel gemahlener Zimt
- 1/4 Teelöffel Muskatnuss (optional)
- 1 Esslöffel geschmolzene Butter oder Kokosöl (optional)

Nährwert-Information: Kalorien: 120, Protein: 1 g, Kohlenhydrate: 30 g, Fett: 1 g, Ballaststoffe: 5 g, Natrium: 1 mg, Purin: Niedrig

Anweisungen:

1. Heizen Sie Ihren Backofen auf 375 °F (190 °C) vor.

2. In einer Schüssel die geschnittenen Äpfel und Birnen mit Honig (oder Ahornsirup), gemahlenem Zimt und Muskatnuss (falls verwendet) vermengen.

3. Die überzogenen Früchte in eine Auflaufform geben und mit zerlassener Butter oder Kokosöl (falls verwendet) beträufeln.

4. Im vorgeheizten Ofen etwa 20–25 Minuten backen oder bis die Früchte zart und karamellisiert sind.

5. Nehmen Sie das Gericht aus dem Ofen und lassen Sie es vor dem Servieren etwas abkühlen.

Serviervorschläge:

- Sie können sie pur genießen oder sie mit einem Klecks griechischem Joghurt oder einer Prise Müsli belegen, um ihnen mehr Konsistenz zu verleihen.

Guacamole mit gebackenen Kochbananenchips

- **Vorbereitungszeit:** 30 Minuten
- **Dient:** 4

Zutaten:

Guacamole

- 2 reife Avocados, geschält und zerdrückt
- 1 Tomate, gewürfelt
- 1/4 Tasse rote Zwiebel, fein gehackt
- 1/4 Tasse frischer Koriander, gehackt
- 1 Jalapeño-Pfeffer, entkernt und fein gehackt (optional)
- Saft von 1 Limette
- Salz und Pfeffer nach Geschmack

Gebackene Bananenchips:

- 2 reife Kochbananen, geschält und in dünne Scheiben geschnitten
- 1 Esslöffel Olivenöl
- Salz nach Geschmack

Nährwert-Information: Kalorien: 200, Protein: 3 g, Kohlenhydrate: 32 g, Fett: 12 g, Ballaststoffe: 8 g, Natrium: 10 mg, Purin: Niedrig

Anweisungen:

1. In einer Schüssel zerdrückte Avocados, Tomatenwürfel, gehackte rote Zwiebeln, Koriander, Jalapeño-Pfeffer (falls verwendet), Limettensaft, Salz und Pfeffer vermischen.

2. Gründlich vermischen, bis alle Zutaten gleichmäßig vermischt sind

3. Abschmecken und nach Wunsch würzen, dann die Mischung vor dem Servieren mindestens 30 Minuten in den Kühlschrank stellen.

4. Heizen Sie Ihren Backofen auf 375 °F (190 °C) vor und bereiten Sie dann ein Backblech vor, indem Sie es mit Backpapier auslegen.

5. Die dünn geschnittenen Kochbananen mit Olivenöl beträufeln und in einer einzigen Schicht auf dem vorbereiteten Backblech verteilen.

6. Mit Salz bestreuen und etwa 15–20 Minuten backen, dabei nach der Hälfte der Zeit wenden oder

bis die Kochbananenchips goldbraun und knusprig sind.

7. Aus dem Ofen nehmen und abkühlen lassen, bevor man sie mit der Guacamole serviert.

Serviervorschläge:

- Servieren Sie die Guacamole mit gebackenen Kochbananenchips als geschmackvollen und nahrhaften Snack.

Getränke/Getränke für die Gicht-Diät

Cranberry-Orangen-Schorle

- **Vorbereitungszeit:** 5 Minuten
- **Dient:** 2

Zutaten:

- 1 Tasse 100 % Cranberrysaft (ohne Zuckerzusatz)
- 1 Tasse Mineralwasser
- 1/2 Tasse frisch gepresster Orangensaft
- Eiswürfel
- Orangenscheiben zum Garnieren (optional)
- Frische Preiselbeeren zum Garnieren (optional)

Nährwert-Information: Kalorien: 70, Protein: 0 g, Kohlenhydrate: 17 g, Fett: 0 g, Ballaststoffe: 0 g, Natrium: 5 mg, Purin: Niedrig

Anweisungen:

1. In einem Krug Cranberrysaft, Mineralwasser und frisch gepressten Orangensaft vermischen.
2. Zum Mischen gut umrühren.
3. Füllen Sie zwei Gläser mit Eiswürfeln.
4. Gießen Sie die Cranberry-Orangen-Mischung über das Eis.

Serviervorschläge:

- Nach Belieben mit Orangenscheiben und frischen Preiselbeeren garnieren.

Hibiskus-Eistee

- **Vorbereitungszeit:** 10 Minuten (plus Kühlzeit)
- **Dient:** 4

Zutaten:

- 4 Tassen Wasser
- 4 Hibiskus-Teebeutel
- 2 EL Honig (optional)
- 1 EL frisch gepresster Limettensaft
- Eiswürfel

- Limettenscheiben zum Garnieren (optional)

Nährwert-Information: Kalorien: 30, Protein: 0 g, Kohlenhydrate: 8 g, Fett: 0 g, Ballaststoffe: 0 g, Natrium: 0 mg, Purin: Niedrig

Anweisungen:

1. In einem mittelgroßen Topf 4 Tassen Wasser erhitzen, bis es den Siedepunkt erreicht.

2. Vom Herd nehmen und die Hibiskus-Teebeutel hinzufügen. 5-7 Minuten ziehen lassen.

3. Entfernen Sie die Teebeutel und rühren Sie den Honig (falls verwendet) ein, bis er sich aufgelöst hat.

4. Den frisch gepressten Limettensaft hinzufügen und verrühren.

5. Lassen Sie den Tee auf Raumtemperatur abkühlen und stellen Sie ihn dann in den Kühlschrank, bis er abgekühlt ist.

6. Geben Sie Eiswürfel in Gläser und gießen Sie den abgekühlten Hibiskustee über das Eis.

7. Nach Belieben mit Limettenscheiben garnieren.

Serviervorschläge:

- Für zusätzlichen Geschmack und optische Attraktivität mit Limettenscheiben und Minzzweigen garnieren.

Rosmarin-Zitronen-Wunderkerze

- **Vorbereitungszeit:** 10 Minuten
- **Dient:** 2

Zutaten:

- 2 Tassen Mineralwasser
- 1/4 Tasse frisch gepresster Zitronensaft
- 2 Esslöffel Honig (optional)
- 2 Zweige frischer Rosmarin
- Eiswürfel
- Zitronenscheiben zum Garnieren (optional)

Nährwert-Information: Kalorien: 30, Protein: 0 g, Kohlenhydrate: 8 g, Fett: 0 g, Ballaststoffe: 0 g, Natrium: 0 mg, Purin: Niedrig

Anweisungen:

1. In einem kleinen Topf den Honig und einen Rosmarinzweig vermischen.

2. Bei schwacher Hitze unter Rühren erhitzen, bis sich der Honig aufgelöst hat (bei Verwendung von Honig). Vom Herd nehmen und abkühlen lassen.

3. Kombinieren Sie in einem Krug das Mineralwasser und den frisch gepressten Zitronensaft.

4. Die abgekühlte Rosmarin-Honig-Mischung hinzufügen und gut verrühren.

5. Füllen Sie zwei Gläser mit Eiswürfeln.

6. Gießen Sie die Rosmarin-Zitronen-Mischung über das Eis.

Serviervorschläge:

- Mit Zitronenscheiben und dem restlichen Rosmarinzweig garnieren.

Kamillen-Lavendel-Tee

- **Vorbereitungszeit:** 10 Minuten
- **Dient:** 2

Zutaten:

- 2 Tassen Wasser
- 2 TL getrocknete Kamillenblüten
- 1 TL getrocknete Lavendelblüten
- 1-2 TL Honig (optional)

Nährwert-Information: Kalorien: 10, Protein: 0 g, Kohlenhydrate: 2 g, Fett: 0 g, Ballaststoffe: 0 g, Natrium: 0 mg, Purin: Niedrig

Anweisungen:

1. In einem kleinen Topf 2 Tassen Wasser erhitzen, bis es den Siedepunkt erreicht.

2. Den Topf vom Herd nehmen und die getrockneten Kamillen- und Lavendelblüten hinzufügen.

3. Abdecken und die Mischung 5–7 Minuten ziehen lassen.

4. Gießen Sie den Tee in zwei Tassen und achten Sie darauf, die Blüten herauszusieben.

5. Nach Belieben 1-2 Teelöffel Honig zum Süßen unterrühren.

Serviervorschläge:

- Heiß servieren für ein wohltuendes Abendgetränk oder abkühlen lassen und auf Eis servieren für einen erfrischenden kalten Tee.

Kirsch-Smoothie

- **Vorbereitungszeit:** 5 Minuten
- **Dient:** 2

Zutaten:

- 1 Tasse gefrorene Kirschen
- 1/2 Tasse ungesüßte Mandelmilch
- 1/2 Tasse griechischer Naturjoghurt
- 1 EL Honig (optional)
- 1/2 TL Vanilleextrakt
- Eiswürfel (optional)

Nährwert-Information: Kalorien: 150, Protein: 6 g, Kohlenhydrate: 28 g, Fett: 3 g, Ballaststoffe: 4 g, Natrium: 50 mg, Purin: Niedrig

Anweisungen:

1. In einem Mixer die gefrorenen Kirschen, Mandelmilch, griechischen Joghurt, Honig (falls verwendet) und Vanilleextrakt vermischen.

2. Alles glatt rühren. Für eine dickere Konsistenz fügen Sie ein paar Eiswürfel hinzu und mixen Sie die Mischung noch einmal.

3. Den Smoothie in zwei Gläser füllen.

Serviervorschläge:

- Platzieren Sie einen kleinen Zweig frischer Minze neben dem Glas für eine erfrischende Note.

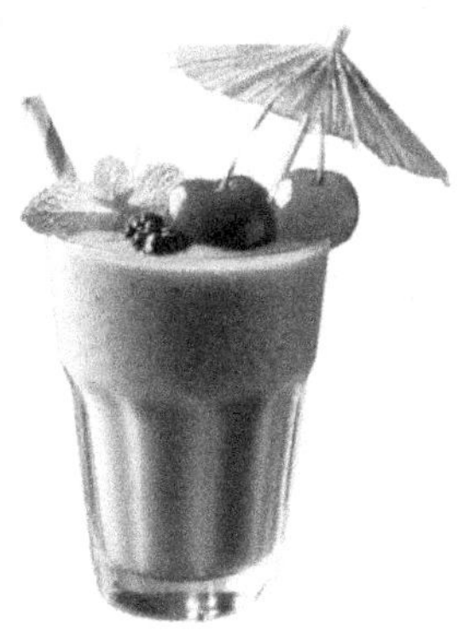

KAPITEL 3

30-Tage-Speiseplan für Gicht-Diät

Bitte beachten Sie, dass der bereitgestellte Speiseplan ein Beispiel ist und nicht als Empfehlung zum Verzehr aller aufgeführten Rezepte an einem Tag interpretiert werden sollte.

Dieser Speiseplan soll Inspiration und Anleitung für eine gesunde Mahlzeitenzubereitung bieten. Sie können diesen Plan jederzeit an Ihre Vorlieben und Ernährungsbedürfnisse anpassen.

Tag 1

- **Frühstück:** Avocado-Gurken-Toast
- **Mittagessen:** Herzhafte Gemüsesuppe mit Roggenbrot
- **Abendessen:** Gegrillte Hähnchenspieße mit Knoblauch und Spargel
- **Nachtisch/Snack:** Walnuss-Bananen-Häppchen
- **Getränk:** Kamillen-Lavendel-Tee

Tag 2

- **Frühstück:** Beeren-Chia-Pudding
- **Mittagessen:** Kichererbsensalat mit glutenfreiem Pita
- **Abendessen:** Mit Ingwer angereicherte Tofu-Brühe
- **Nachtisch/Snack:** Gegrillte Ananasspieße
- **Getränk:** Cranberry-Orangen-Schorle

Tag 3

- **Frühstück:** Kurkuma-Gemüse-Rührei
- **Mittagessen:** Mit braunem Reis gefüllte Paprika
- **Abendessen:** Gebackener Kräuter-Tilapia mit gedämpftem Brokkoli
- **Nachtisch/Snack:** Mit Mandelbutter gefüllte Datteln
- **Getränk:** Rosmarin-Zitronen-Wunderkerze

Tag 4

- **Frühstück:** Griechisches Joghurtparfait mit hausgemachtem Hafergranola
- **Mittagessen:** Gebratener Tempeh und Brokkoli
- **Abendessen:** In Zitrone gerösteter Rosenkohl

- **Nachtisch/Snack:** Mit Zimt gebackene Äpfel und Birnen
- **Getränk:** Kirsch-Smoothie

Tag 5

- **Frühstück:** Hummus und Gemüsebrötchen
- **Mittagessen:** Mediterrane Linsenburger auf Römersalat
- **Abendessen:** Mangold-Linsen-Pfanne
- **Nachtisch/Snack:** Guacamole mit gebackenen Kochbananenchips
- **Getränk:** Hibiskus-Eistee

Tag 6

- **Frühstück:** Mit Kräutern geröstete Süßkartoffelboote
- **Mittagessen:** Auberginen-Quinoa-Auflauf
- **Abendessen:** Spaghettikürbis mit gerösteter roter Pfeffersauce
- **Nachtisch/Snack:** Walnuss-Bananen-Häppchen
- **Getränk:** Kamillen-Lavendel-Tee

Tag 7

- **Frühstück:** Zucchini-Karotten-Pfannkuchen
- **Mittagessen:** Melonen-Medley mit Hüttenkäse
- **Abendessen:** Gichtfreundlicher griechischer Salat
- **Nachtisch/Snack:** Gegrillte Ananasspieße
- **Getränk:** Cranberry-Orangen-Schorle

Tag 8

- **Frühstück:** Avocado-Gurken-Toast
- **Mittagessen:** Herzhafte Gemüsesuppe mit Roggenbrot
- **Abendessen:** Gegrillte Hähnchenspieße mit Knoblauch und Spargel
- **Nachtisch/Snack:** Mit Mandelbutter gefüllte Datteln
- **Getränk:** Rosmarin-Zitronen-Wunderkerze

Tag 9

- **Frühstück:** Beeren-Chia-Pudding
- **Mittagessen:** Kichererbsensalat mit glutenfreiem Pita
- **Abendessen:** Mit Ingwer angereicherte Tofu-Brühe

- **Nachtisch/Snack:** Mit Zimt gebackene Äpfel und Birnen
- **Getränk:** Kirsch-Smoothie

Tag 10

- **Frühstück:** Kurkuma-Gemüse-Rührei
- **Mittagessen:** Mit braunem Reis gefüllte Paprika
- **Abendessen:** Gebackener Kräuter-Tilapia mit gedämpftem Brokkoli
- **Nachtisch/Snack:** Guacamole mit gebackenen Kochbananenchips
- **Getränk:** Hibiskus-Eistee

Tag 11

- **Frühstück:** Griechisches Joghurtparfait mit hausgemachtem Hafergranola
- **Mittagessen:** Gebratener Tempeh und Brokkoli
- **Abendessen:** In Zitrone gerösteter Rosenkohl
- **Nachtisch/Snack:** Walnuss-Bananen-Häppchen
- **Getränk:** Kamillen-Lavendel-Tee

Tag 12

- **Frühstück:** Hummus und Gemüsebrötchen
- **Mittagessen:** Mediterrane Linsenburger auf Römersalat
- **Abendessen:** Mangold-Linsen-Pfanne
- **Nachtisch/Snack:** Gegrillte Ananasspieße
- **Getränk:** Cranberry-Orangen-Schorle

Tag 13

- **Frühstück:** Mit Kräutern geröstete Süßkartoffelboote
- **Mittagessen:** Auberginen-Quinoa-Auflauf
- **Abendessen:** Spaghettikürbis mit gerösteter roter Pfeffersauce
- **Nachtisch/Snack:** Mit Mandelbutter gefüllte Datteln
- **Getränk:** Rosmarin-Zitronen-Wunderkerze

Tag 14

- **Frühstück:** Zucchini-Karotten-Pfannkuchen
- **Mittagessen:** Melonen-Medley mit Hüttenkäse
- **Abendessen:** Gichtfreundlicher griechischer Salat
- **Nachtisch/Snack:** Mit Zimt gebackene Äpfel und Birnen

- **Getränk:** Kirsch-Smoothie

Tag 15

- **Frühstück:** Avocado-Gurken-Toast

- **Mittagessen:** Herzhafte Gemüsesuppe mit Roggenbrot

- **Abendessen:** Gegrillte Hähnchenspieße mit Knoblauch und Spargel

- **Nachtisch/Snack:** Guacamole mit gebackenen Kochbananenchips

- **Getränk:** Hibiskus-Eistee

Tag 16

- **Frühstück:** Beeren-Chia-Pudding

- **Mittagessen:** Kichererbsensalat mit glutenfreiem Pita

- **Abendessen:** Mit Ingwer angereicherte Tofu-Brühe

- **Nachtisch/Snack:** Walnuss-Bananen-Häppchen

- **Getränk:** Kamillen-Lavendel-Tee

Tag 17

- **Frühstück:** Kurkuma-Gemüse-Rührei

- **Mittagessen:** Mit braunem Reis gefüllte Paprika

- **Abendessen:** Gebackener Kräuter-Tilapia mit gedämpftem Brokkoli

- **Nachtisch/Snack:** Gegrillte Ananasspieße
- **Getränk:** Cranberry-Orangen-Schorle

Tag 18

- **Frühstück:** Griechisches Joghurtparfait mit hausgemachtem Hafergranola
- **Mittagessen:** Gebratener Tempeh und Brokkoli
- **Abendessen:** In Zitrone gerösteter Rosenkohl
- **Nachtisch/Snack:** Mit Mandelbutter gefüllte Datteln
- **Getränk:** Rosmarin-Zitronen-Wunderkerze

Tag 19

- **Frühstück:** Hummus und Gemüsebrötchen
- **Mittagessen:** Mediterrane Linsenburger auf Römersalat
- **Abendessen:** Mangold-Linsen-Pfanne
- **Nachtisch/Snack:** Mit Zimt gebackene Äpfel und Birnen
- **Getränk:** Kirsch-Smoothie

Tag 20

- **Frühstück:** Mit Kräutern geröstete Süßkartoffelboote
- **Mittagessen:** Auberginen-Quinoa-Auflauf

- **Abendessen:** Spaghettikürbis mit gerösteter roter Pfeffersauce

- **Nachtisch/Snack:** Guacamole mit gebackenen Kochbananenchips

- **Getränk:** Hibiskus-Eistee

Tag 21

- **Frühstück:** Zucchini-Karotten-Pfannkuchen

- **Mittagessen:** Melonen-Medley mit Hüttenkäse

- **Abendessen:** Gichtfreundlicher griechischer Salat

- **Nachtisch/Snack:** Walnuss-Bananen-Häppchen

- **Getränk:** Kamillen-Lavendel-Tee

Tag 22

- **Frühstück:** Avocado-Gurken-Toast

- **Mittagessen:** Herzhafte Gemüsesuppe mit Roggenbrot

- **Abendessen:** Gegrillte Hähnchenspieße mit Knoblauch und Spargel

- **Nachtisch/Snack:** Gegrillte Ananasspieße

- **Getränk:** Cranberry-Orangen-Schorle

Tag 23

- **Frühstück:** Beeren-Chia-Pudding
- **Mittagessen:** Kichererbsensalat mit glutenfreiem Pita
- **Abendessen:** Mit Ingwer angereicherte Tofu-Brühe
- **Nachtisch/Snack:** Mit Mandelbutter gefüllte Datteln
- **Getränk:** Rosmarin-Zitronen-Wunderkerze

Tag 24

- **Frühstück:** Kurkuma-Gemüse-Rührei
- **Mittagessen:** Mit braunem Reis gefüllte Paprika
- **Abendessen:** Gebackener Kräuter-Tilapia mit gedämpftem Brokkoli
- **Nachtisch/Snack:** Mit Zimt gebackene Äpfel und Birnen
- **Getränk:** Kirsch-Smoothie

Tag 25

- **Frühstück:** Griechisches Joghurtparfait mit hausgemachtem Hafergranola
- **Mittagessen:** Gebratener Tempeh und Brokkoli
- **Abendessen:** In Zitrone gerösteter Rosenkohl

- **Nachtisch/Snack:** Guacamole mit gebackenen Kochbananenchips
- **Getränk:** Hibiskus-Eistee

Tag 26

- **Frühstück:** Hummus und Gemüsebrötchen
- **Mittagessen:** Mediterrane Linsenburger auf Römersalat
- **Abendessen:** Mangold-Linsen-Pfanne
- **Nachtisch/Snack:** Walnuss-Bananen-Häppchen
- **Getränk:** Kamillen-Lavendel-Tee

Tag 27

- **Frühstück:** Mit Kräutern geröstete Süßkartoffelboote
- **Mittagessen:** Auberginen-Quinoa-Auflauf
- **Abendessen:** Spaghettikürbis mit gerösteter roter Pfeffersauce
- **Nachtisch/Snack:** Gegrillte Ananasspieße
- **Getränk:** Cranberry-Orangen-Schorle

Tag 28

- **Frühstück:** Zucchini-Karotten-Pfannkuchen
- **Mittagessen:** Melonen-Medley mit Hüttenkäse
- **Abendessen:** Gichtfreundlicher griechischer Salat

- **Nachtisch/Snack:** Mit Mandelbutter gefüllte Datteln

- **Getränk:** Rosmarin-Zitronen-Wunderkerze

Tag 29

- **Frühstück:** Avocado-Gurken-Toast

- **Mittagessen:** Herzhafte Gemüsesuppe mit Roggenbrot

- **Abendessen:** Gegrillte Hähnchenspieße mit Knoblauch und Spargel

- **Nachtisch/Snack:** Mit Zimt gebackene Äpfel und Birnen

- **Getränk:** Kirsch-Smoothie

Tag 30

- **Frühstück:** Beeren-Chia-Pudding

- **Mittagessen:** Kichererbsensalat mit glutenfreiem Pita

- **Abendessen:** Mit Ingwer angereicherte Tofu-Brühe

- **Nachtisch/Snack:** Guacamole mit gebackenen Kochbananenchips

- **Getränk:** Hibiskus-Eistee

KAPITEL 4

Abschluss

Nehmen Sie sich am Ende dieser transformativen Reise durch die Seiten dieses Gicht-Diät-Kochbuchs einen Moment Zeit, um darüber nachzudenken, wie weit Sie gekommen sind.

Von der anfänglichen Unsicherheit und den Schmerzen bei Gichtanfällen bis hin zu dem neu gewonnenen Selbstvertrauen und der Vitalität, die Sie jetzt besitzen, ist der Weg, den Sie gegangen sind, einfach bemerkenswert.

Erinnern Sie sich an die frühen Tage, als Gicht ein unüberwindbares Hindernis zu sein schien? Der Schmerz, die Frustration, es fühlte sich an wie ein unwillkommener Begleiter.

Aber hier sind Sie, bewaffnet mit Wissen, Belastbarkeit und einer Gabel. Sie haben gelernt, dass Essen nicht der Feind ist; es ist dein Verbündeter. Jede Entscheidung, die Sie treffen, jede Zutat, die Sie auswählen, ist ein Schritt auf dem Weg zur Wiedererlangung Ihres Lebens.

Sie verfügen über das nötige Wissen, um den komplizierten Zusammenhang zwischen Ernährung und Gichtmanagement zu verstehen, und sind so in der Lage, fundierte Entscheidungen zu treffen, bei denen Ihr Wohlbefinden im Vordergrund steht.

Die Prinzipien der Gicht-Diät sind nicht länger bloße Worte auf einer Seite, sondern eine Lebensweise, die Sie mit ganzem Herzen angenommen haben.

Denken Sie an das erste Mal zurück, als Sie eines der köstlichen Rezepte in diesem Buch ausprobiert haben. Vielleicht war es das reichhaltige und nahrhafte Frühstück, das Ihren Tag startete, oder das sättigende Mittagessen, das Ihre Produktivität steigerte.

Vielleicht war es das schmackhafte Abendessen, das Ihre Lieben zusammenbrachte, oder das unwiderstehliche Dessert, das bewies, dass Genuss und Gichtfreundlichkeit nebeneinander bestehen können.

Mit jedem Bissen haben Sie die transformative Kraft von Lebensmitteln und den tiefgreifenden Einfluss, den sie auf Ihre allgemeine Gesundheit und Lebensqualität haben können, erlebt.

Die umfassenden Einkaufslisten und Essenspläne sind zu Ihren zuverlässigen Begleitern geworden und begleiten Sie durch einen nahtlosen Übergang zu einem gichtfreundlichen Lebensstil.

Aber das ist nicht das Ende; Es ist lediglich der Anfang einer lebenslangen Reise zu optimalem Wohlbefinden.

Ausgestattet mit den Werkzeugen und dem Wissen aus diesem Kochbuch sind Sie nun in der Lage, weiterhin neue Geschmacksrichtungen zu entdecken, mit Zutaten zu experimentieren und bei jeder Mahlzeit Freude zu empfinden – und das alles, während Sie gleichzeitig Gicht in Schach halten.

Genießen Sie die neu gewonnene Freiheit, die mit der Behandlung Ihrer Gicht durch eine Diät einhergeht, und genießen Sie jeden Moment dieser stärkenden Reise.

Denken Sie daran, Ihre Gesundheit ist Ihr größter Reichtum und mit der richtigen Einstellung und den richtigen Ressourcen kann Ihnen nichts im Weg stehen.

Feiern Sie Ihre Fortschritte, egal wie klein sie sind, und bleiben Sie motiviert durch die positiven Veränderungen, die Sie erleben.

Entdecken Sie weiter, lernen Sie weiter und – was am wichtigsten ist – versorgen Sie Ihren Körper weiterhin mit Nahrungsmitteln, die Ihr Wohlbefinden unterstützen.

Vielen Dank, dass Sie sich für dieses Kochbuch als Leitfaden entschieden haben. Möge es Sie dazu inspirieren, Mahlzeiten zu kreieren, die nicht nur köstlich, sondern auch heilsam sind. Auf Ihre Gesundheit, Ihr Glück und eine Zukunft ohne Gichtschmerzen.